Mamadou Diakité

Stimulation Cardiaque à l'hôpital Abderahmen Mami – Tunis

Mamadou Diakité

Stimulation Cardiaque à l'hôpital Abderahmen Mami – Tunis

A propos de 356 cas

Éditions universitaires européennes

Imprint

Any brand names and product names mentioned in this book are subject to trademark, brand or patent protection and are trademarks or registered trademarks of their respective holders. The use of brand names, product names, common names, trade names, product descriptions etc. even without a particular marking in this work is in no way to be construed to mean that such names may be regarded as unrestricted in respect of trademark and brand protection legislation and could thus be used by anyone.

Cover image: www.ingimage.com

Publisher:
Éditions universitaires européennes
is a trademark of
International Book Market Service Ltd., member of OmniScriptum Publishing Group
17 Meldrum Street, Beau Bassin 71504, Mauritius

Printed at: see last page
ISBN: 978-3-8416-7621-4

Zugl. / Agréé par: Tunis, Faculté de Medecine, 2011

Je dédie ce travail

A mon père Almamy et à ma mère Sira, je vous dois tous, que le Bon Dieu vous préserve en bonne santé, Amen.

A mon épouse Habibata GUINDO, que ce travail soit l'expression de notre amour, que Dieu nous garde unis pour la vie, Amen.

A mes enfants : la petite Sira et le petit Moumouni qui font notre bonheur.

A ma Sœur Kadidia et à la mémoire de son défunt mari Drissa COULIBALY.

A mes frères cadets Bakaye et Boubacar.

A mes beaux-parents Boubakar GUINDO et GUINDO Faty ZOURE

 A toute la famille DIAKITE et GUINDO élargie

A mes amis.

Mes remerciements vont surtout à l'endroit du chef de service de Cardiologie de l'hopital Abderrahmen Mami : Le Professeur Salem Kachboura ;

Au Docteur Ben Halima Afef Jamoussi ; ainsi qu'à l'ensemble du personnel pour leur hospitalité et tous l'encadrement dont j'ai bénéficié durant mon séjour.

Liste des abréviations

AV= Atrio Ventriculaire
BAV= Bloc AtrioVentriculaire
BSA= Bloc SinoAtrial
DAI= Défibrillateur Automatique Implantable
CRT= Thérapie de Resynchronisation Cardiaque
CRT-D= Thérapie de Resynchronisation Cardiaque avec fonction de DAI
CRT-P= Thérapie de Resynchronisation Cardiaque avec un pace maker multisite
PM= Pace Maker
ECG= Electro CardioGramme
HTA= HyperTension Artérielle
NYHA= New York Heart Association
IC= Insuffisance Cardiaque
CMD= CardioMyopathie Dilatée
OMS= Organisation Mondiale de la Santé
ESV= Extra Systole Ventriculaire
FV= Fibrillation Ventriculaire
TV= Tachycardie Ventriculaire
FA= Fibrillation Atriale
TSV= Tachycardia Supra Ventriculaire
DVDA= Dysplasie Arythmogène du Ventricule Droit
VG= Ventricule Gauche
VD= Ventricule Droit
OD= Oreillette Droite
BBG= Bloc de Branche Gauche
BBD= Bloc de Branche Droit
FE= Fraction d'Ejection
VTD= Volume Télé Diastolique
RMS= Root Mean Square
FDRCV= Facteur De Risque Cardio-Vasculaire
TDR= Trouble Du Rythme
MS= Mort Subite
DTD= Diamètre Télé Diastolique
DTS = Diamètre Télé Systolique
IP = Infundibulum Pulmonaire
FRS = Fraction de Raccourcissement de Surface
IDM= Infarctus Du Myocarde
AVC= Accident Vasculaire Cérébral
PATH CHF= The Pacing Therapies in Congestive Heart Failure
MUSTIC=
MIRACLE= Multicenter Insync Randomized Clinical Evaluation
COMPANION= The COmparison of Medical PAcing and defibrillation therapy in heart failure
CARE HF=CArdiac REsynchronisation in Heart Failure
IEC= Inhibiteur de Enzyme de Conversion
ARAII= Antagoniste des Récepteurs de Angiotensine II
CeRtiTuDe : Registre français de système de resynchronisation avec ou sans DAI
SCD-HeFT= Suden Cardiac Death in Heart Failure Trial
REVERSE= REsynchronization reVErses Remodeling in Systolic left vEntricular dysfonction
MADIT-CRT= Multicenter Automatic Defibrillator Implantation Trial Cardiac Resynchronisation Therapy.
Ep péricardique= épanchement péricardique
TDP= Torsades De Pointes

Sommaire

I-INTRODUCTION

La 1ère implantation de Pace maker (PM) remonte au 08 Octobre 1958 dans un Hôpital suédois; l'indication était un épisode récurrent d'Adam Stokes [1].

Depuis cette expérience innovatrice, la prise en charge des troubles du rythme cardiaque et de conduction s'est développée d'une part grâce à l'évolution technologique, par la mise au point d'outils miniaturisés, plus performants et d'autre part l'application et la diffusion de la pratique médicale basée sur des preuves « *Evidence based medecine* » [2].

On est ainsi passé d'un objectif thérapeutique de secours en situation d'urgence de risque vital [3]; à un objectif de prévention des conséquences d'une bradycardie sévère, d'arythmies à l'étage ventriculaire et d'insuffisance cardiaque [4, 5,6].

Les dispositifs intracardiaques comme le pace maker (PM), le défibrillateur automatique implantable (DAI) et la thérapie de resynchronisation cardiaque (CRT) sont des exemples parmi ces avancées technologiques majeures qui ont marqué l'évolution de la Cardiologie [7]. En général ces dispositifs ont prouvé leur efficacité pour améliorer les symptômes, la qualité de vie et la survie [8,9]. Le processus d'évaluation clinique étant continu; l'élargissement des indications d'implantation évolue en parallèle, il s'est étendu à d'autres spécialités comme la neurologie, l'endocrinologie, l'urologie et la gastrologie.

Dans les indications bradycardiques, les décisions quant aux besoins d'un dispositif intracardiaque ont été fortement sous l'influence de la présence de symptômes directement liés à la bradycardie et des situations cliniques au risque élevé dans ces cas. De plus, la majorité des indications bradycardiques pour la stimulation cardiaque s'est développée sans le support d'essais randomisés comparatifs en raison de l'absence d'alternatives thérapeutiques.

Bien qu'au cours des dernières années plusieurs recommandations aient été publiées en Europe et aux USA dans le but de définir des indications sur la base de preuves [10,11], peu d'études ont examiné l'application de ces directives dans la pratique clinique [12,13].

L'insuffisance cardiaque constitue la principale indication non bradycardiques de la stimulation cardiaque. Plusieurs études randomisées et contrôlées ont montré que la stimulation cardiaque bi-ventriculaire diminue morbi-mortalité dans l'insuffisance cardiaque ce qui a permis de la classer comme une indication classe I avec un niveau de recommandation A [11].

Depuis des registres mondiaux et européens [14,15] ont été élaborés, afin de recenser les pratiques quotidiennes des centres hospitaliers dans la stimulation cardiaque, évaluer le degré d'adhésion aux recommandations et étudier l'impact économique.

Le présent travail se propose d'étudier les indications d'implantation de pace maker, de resynchronisation cardiaque et de défibrillateurs automatiques implantables et les complications procédurales sur une période de 7 ans dans le service de Cardiologie de l'Hôpital Abderrahman Mami de l'Ariana.

II- MATERIELS ET METHODES

A-Méthodes de l'étude

Il s'agit d'une étude rétrospective menée à l'hôpital Abderrhaman MAMI – Ariana dans le Service de Cardiologie du 1er septembre 2003 au 31décembre 2009. Elle porte sur les activités d'implantation de dispositifs intra cardiaques.

1- Objectifs

Il s'agit d'une étude descriptive des décisions de primo-implantation et de remplacement de dispositifs intracardiaques.

Les objectifs étaient d'étudier :

- Les indications bradycardiques d'implantation de pace maker
- Les indications de CRT au cours de l'insuffisance cardiaque
- Les indications d'implantation de DAI dans la prévention des troubles du rythme cardiaque
- les procédures d'implantation et leurs complications.

2- Protocole de l'étude

Nous avons recensé les caractéristiques démographiques (âge, sexe), les symptômes, les caractéristiques électrocardiographiques des patients qui ont été implantés dans le service de Cardiologie de l'Hôpital Abderrahman Mami pendant la période d'étude (2003- 2009).

Les patients ont été classés selon les indications d'implantation en 3 principales catégories d'indications :

- Indications bradycardiques
- Indications hémodynamiques dans l'insuffisance cardiaque
- Indications d'implantation de DAI de prévention de mort subite.

Nous nous sommes référés aux recommandations des sociétés savantes Européennes et Américaines publiées respectivement en 2007 et 2008.

3- Procédures d'implantation

Au cours de la procédure d'implantation les voies d'abord étaient soit la veine céphalique et / ou sous clavière. Les sondes auriculaire et ventriculaire droite étaient implantées selon les techniques usuelles.

L'implantation de la sonde VG a été effectuée via le sinus coronaire, positionnée au niveau d'une veine latérale ou postéro-latérale. En cas d'échec, on a procédé à une deuxième tentative puis à une implantation de la sonde ventriculaire gauche par voie épicardique.

Une prophylaxie à l'endocardite infectieuse était systématique pendant la procédure et 8 heures après la procédure d'implantation.

4- Définition des complications

Il s'agit de complications procédurales et aussi celles survenant en cours d'hospitalisation avant la sortie du patient.

Nous les avons défini, comme la survenue d'évènements indésirables au cours ou dans les suites d'une procédure d'implantation de dispositif intracardiaque nécessitant une ré-intervention et /ou un complément d'explorations diagnostiques avec comme corolaire une surveillance hospitalière supplémentaire. Elles portaient sur les complications d'abord veineux, les complications liées aux sondes électrodes et les complications au niveau de la loge du boitier [16, 17, 18].

Le pneumothorax a été défini (à la radiographie thoracique de face) comme la présence d'une opacité linéaire fine en rapport avec un décollement pleural prédominant au sommet du champ pulmonaire homolatéral à la voie d'abord veineux évaluée dans les suites de la procédure d'implantation.

Le déplacement de sonde de stimulation a été défini comme un défaut de capture et /ou de détection avec macro déplacement (visible sur la radiographie thoracique de face incidence pace) et micro déplacement (non perceptible sur le cliché de radio).

6

La plaie ou brèche du VD a été définie comme l'apparition d'épanchement péricardique ou de douleur péricardique en rapport avec la procédure d'implantation.

La tamponnade a été définie comme la constitution dans les suites de procédure d'implantation d'un épanchement péricardique compressif, hémodynamiquement mal toléré et qui nécessite un drainage péricardique.

L'hématome de la loge a été défini comme un saignement avec enflure nécessitant une observation ou une évacuation.

Les infections de la loge suspectées devant un suintement de la loge ou un érythème à son regard associés ou non à un syndrome fébrile.

5- Analyses statistiques

Les données ont été saisies au moyen du logiciel excel et analysées au moyen du logiciel SPSS version 11.5

Etude descriptive : Nous avons calculé des fréquences simples et des fréquences relatives (pourcentages) pour les variables qualitatives (Exemple le sexe).

Nous avons calculé des moyennes, des médianes et des écart-types (déviation standard) et déterminé l'étendue (valeurs extrêmes = minimum et maximum) pour les variables quantitatives (Exemple l'âge)

Dans tous les tests statistiques, le seuil de signification a été fixé à 0,05.

6- Recommandations thérapeutiques des Sociétés Savantes

Les indications thérapeutiques des sociétés savantes sont subdivisées en 3 catégories selon les définitions internationales : Classes ou grades [2, 19]

Classe I : situation dans lesquelles il ya une preuve et/ou un accord général pour dire que le traitement ou la procédure est bénéfique, utile et efficace.

Classe II : situation dans lesquelles il ya des preuves contradictoire et/ou des divergences d'opinions sur l'utilité et l'efficacité du traitement ou la procédure :

IIa : le poids des preuves est plutôt en faveur de la technique ;

IIb : le poids des preuves est insuffisant pour avoir une opinion.

Classe III : situation dans lesquelles il ya des preuves et/ou un accord général pour dire que le traitement ou la procédure n'est ni utile, ni efficace et, dans certains cas, peut être nuisible.

Ces subdivisions obéissent aux règles générales suivantes :

Classe ou grade I	Classe ou grade IIa	Classe ou grade IIb	Classe ou grade III
Bénéfices >>> risque	Bénéfices >> risque	Bénéfices ≥ risque	Bénéfices ≥ risque
Procédure/traitement doit être réalisé/administré	Procédure/traitement RAISONNABLE	Procédure/traitement PEUT être envisagé	Procédure/traitement NE DOIT PAS être réalisé/administré

Niveaux de preuves :

A = données issues de plusieurs grandes études randomisées

B = données issues d'études randomisées limitées et/ou de bons registres ou des travaux non randomisés

C = consensus d'experts

7- Matériels de l'étude

1- Considérations éthiques

Vu le caractère rétrospectif de la collecte des données, le consentement éclairé des patients n'a pas été réalisé. Toute fois l'anonymat total a été respecté avec un code attribué à chaque dossier de patient.

2- Population

Il s'agit de données collectées chez 356 patients implantés (primo-implantation=338 patients ; changement de boitier= 18 patients) de dispositifs intracardiaques dans le Service de Cardiologie de l'Hôpital Abderrhaman MAMI – Ariana entre 2003-2009. Ils étaient constitués de 196 hommes et de 160 femmes soit un sex ratio= 1,2.

L'âge moyen de la population est de 70±12 ans avec des extrêmes de 21 et 98 ans. La moyenne d'âge des Hommes était de 68±14 ans et l'âge moyen des femmes étaient de 72±10 ans. La comparaison des âges moyens (Hommes versus Femmes) était statistiquement significative (P=0,001).

La classe modale qui correspond à l'effectif le plus représenté était les 70-79 ans, elle constituait 38% de la population.

3- Facteurs de risque cardiovasculaires

Les facteurs de risque cardiovasculaires étaient repartis comme suit :

L'âge, les plus de 70 ans représentaient 54,8% de la population.

L'HTA était présente chez 18,2% des patients.

Le Diabète était présent chez 7,5% des patients.

La dyslipidémie était rapportée chez 2,2% des patients.

Le tableau 1 résume la répartition des facteurs de risque cardiovasculaire.

FDRCV	Fréquence	%
Age>70 ans	195	54,8
Diabète	27	7,5
HTA	65	18,2
Tabac	26	7,3
Dyslipidémie	8	2,2

Tableau1:prévalence des facteurs de risque cardiovasculaires

III- RESULTATS

A-Indications

Les indications d'implantation de dispositifs intracardiaques étaient les suivantes :

1- Indications bradycardiques,

2- Indications de resynchronisation dans l'insuffisance cardiaque

3- Indications de Prévention de mort subite.

4- Les associations d'indications bradycardiques et de resynchronisation cardiaque

5- Et les associations d'indications de resynchronisation et de prévention de mort subite

Le tableau 2 résume les indications d'implantation

Indications	Fréquence	%
Bradycardies	304	85,4
Prévention de mort subite	20	5,6
Insuffisance Cardiaque	40	11,2
Bradycardies + Insuffisance Cardiaque	4	1,1
Insuffisance cardiaque + Prévention de mort subite	10	2,8

Tableau 2 : Répartition des patients selon les indications d'implantation

B-Niveau de recommandations

Les indications de classe I dans le groupe bradycardie étaient au nombre de 296 patients (95,3%).

Chez les patients ayant une indication de resynchronisation cardiaque 80% étaient des indications de classe I. Par ailleurs 20% des insuffisants cardiaques ont bénéficié de CRT en se basant sur des critères échocardiographiques et avaient des QRS fins.

Chez les patients ayant une indication de prévention de mort subite 75% des indications étaient de classe I.

Le Tableau 3 résume les niveaux d'indications d'implantation

Niveau		Classe I		Classe II	
				a	b
Bradycardie		296	95,3%	8	2,6%	0
Insuffisance Cardiaque		32	80%	8	20%	0
Prévention de	Primaire	7	35%	0	0%	0
MS	Secondaire	8	40%	5	25%	0

Tableau 3 : selon le niveau de recommandations des indications d'implantation

C-Dispositifs intra cardiaques :

152 patients ont bénéficié d'un Pace maker DDD-R ce qui représente 42,6% de la population, 145 patients ont bénéficié d'un VVI-R (40,7%), 39 patients ont bénéficié d'un CRT-P (11%), 7 patients ont bénéficié d'un CRT-D (2%), 7 patients ont bénéficié d'un DAI double chambre (2%) et 6 patients ont bénéficié de DAI mono chambre (1,6%)

La figure1 résume le nombre de dispositifs intra cardiaques implantés

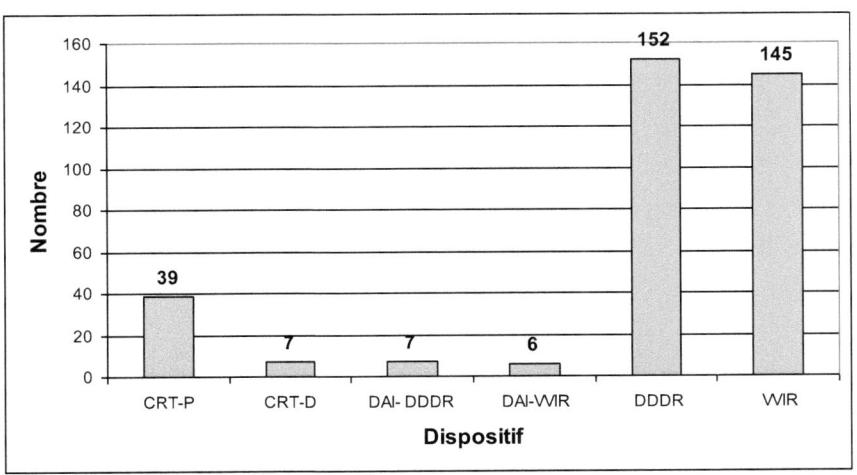

Fig1: répartition des dispositifs intra cardiaques implantés

D-Evolution du nombre d'implantation :

D-1- Evolution globale

En 2003, 9 procédures d'implantation ont été réalisées tous dans le dernier semestre

En 2004 le nombre d'implantation est passé à 40

En 2005, 48 procédures ont été réalisées

En 2006, 54 procédures ont été réalisées

En 2007, 53 procédures ont été réalisées dont 3 changements de boitier.

En 2008, 89 procédures ont été réalisées dont 5 changements de boitier

Et en 2009, 63 procédures ont été réalisées dont 10 changements de boitier

La figure 2 résume cette évolution progressive en nombre d'implantation de 2003 à 2009

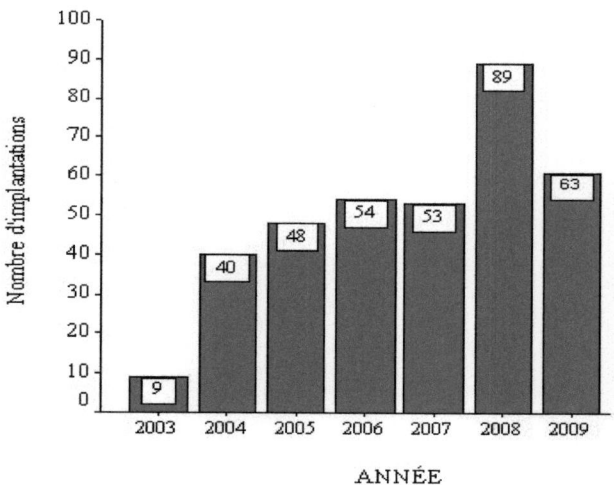

Fig2 : Nombre global d'implantation/ année

D-2- Evolution selon les indications

En 2003 on notait essentiellement des indications bradycardiques à la stimulation chez 9 patients.

En 2004 sur 40 indications d'implantation, 31 indications étaient bradycardiques (77,5%) et 9 indications étaient des CRT (22,5%).

En 2005 sur 48 indications d'implantation 31 étaient bradycardiques (64,5%) et 17 étaient des indications de CRT (36,5%).

En 2006 sur 54 indications d'implantation 45 étaient bradycardiques (83,3%), 6 étaient des indications de CRT (11,1%) et 3 étaient des indications de prévention de mort subite (5,6%).

En 2007 sur 53 indications 50 étaient d'indications bradycardiques (94,3%), 2 étaient des indications de prévention de mort subite (3,8%) et une indication d'implantation était CRT.

En 2008 sur 89 indications d'implantation 84 étaient des indications bradycardiques (94,3%), 3 indications étaient des CRT (3,4%) et 2 indications étaient dans le cadre de la prévention de mort subite.

En fin en 2009 sur 63 indications d'implantation 54 étaient des indications bradycardiques (85,7%), 6 étaient des indications de prévention de mort subite (9,5%) et 3 étaient des indications de CRT (4,8%).

La figure 3 résume l'évolution des indications d'implantation

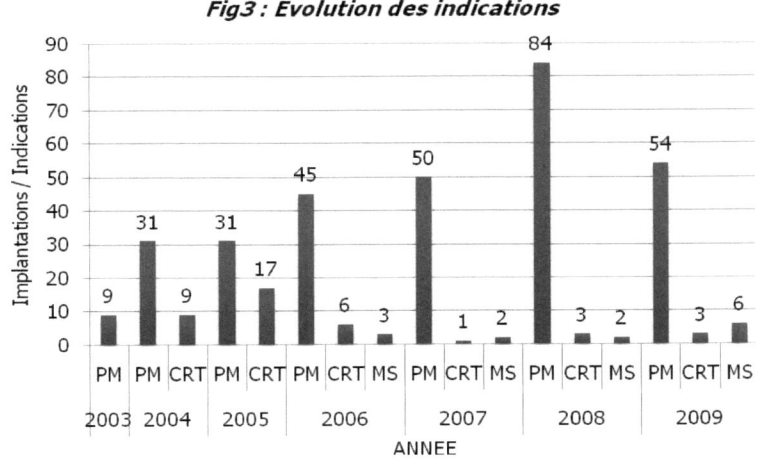

Fig3 : Evolution des indications

D-3- Evolution selon le mode de stimulation et/ou de DAI implantés

En 2003 les 9 patients appareillés ont tous bénéficié d'un pace maker DDD-R.

En 2004 sur 40 patients appareillés, 26 patients ont bénéficié d'un DDD-R (65%), 5 patients ont bénéficié d'un VVI-R (12,5%), 7 patients ont bénéficié d'un CRT-P (17,5%) et 2 patients ont bénéficié dispositif CRT-D (5%).

En 2005 sur 48 patients appareillés, 16 patients ont bénéficié d'un DDD-R (33,3%), 15 patients ont bénéficié d'un VVI-R (31,2%), 13 patients ont bénéficié d'un CRT-P (27%) et 4 patients ont bénéficié d'un CRT-D (8,3%).

En 2006 sur 54 patients appareillés, 24 patients ont bénéficié d'un DDD-R (44,4%), 15 patients ont bénéficié d'un VVI-R (27,7%) et 13 patients ont bénéficié d'un CRT-P (24%); par ailleurs 2 patients ont bénéficié d'un DAI double chambre (3,7%) et un autre a bénéficié d'un DAI mono chambre.

En 2007 sur 53 patients appareillés, 26 patients ont bénéficié d'un DDD-R (49%), 24 patients ont bénéficié d'un VVI-R (45,2%), 1 patient a bénéficié d'un CRT-P, 1 patient a bénéficié d'un DAI mono chambre et 1 autre a bénéficié d'un DAI double chambre.

En 2008 sur 89 patients appareillés, 52 patients ont bénéficié d'un VVI-R (58,4%), 31 patients ont bénéficié d'un DDD-R (34,8%), 3 patients ont bénéficié d'un CRT-P (3,3%), 1 patient a bénéficié d'un DAI mono chambre, 1 autre a bénéficié d'un DAI double chambre.

En 2009 sur 63 patients appareillés, 31 patients ont bénéficié d'un VVI-R (49,2%), 23 patients ont bénéficié d'un DDD-R (36,5%), 2 patients ont bénéficié d'un CRT-P (3,1%), 1 patient a bénéficié d'un CRT-D, 3 patients ont bénéficié d'un DAI mono chambre (4,7%) et 3 autres ont bénéficié d'un DAI double chambre (4,7%).

La figure 4 résume le nombre de patients appareillés selon le mode de stimulation.

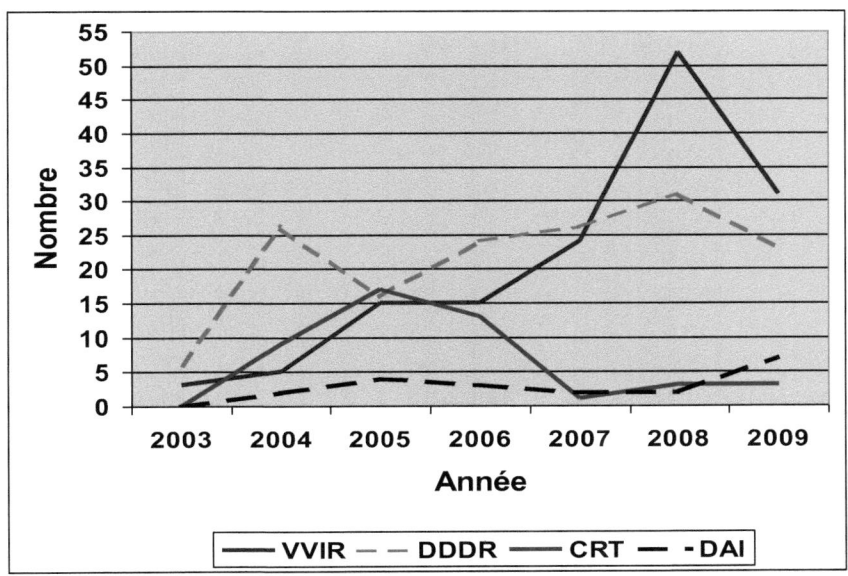

Fig4 : nombre de patients implantés selon le mode de stimulation

E- Caractéristiques clinique et thérapeutique des patients selon l'indication

E-1-Indications bradycardiques

a) Caractéristiques démographiques :

304 patients présentaient des indications bradycardiques de stimulation ; la répartition suivant le genre montrait 153 femmes et 151 hommes soit un sex ratio de 0,98.

L'âge moyen était de 71±11 ans avec les extrêmes de 23 et 98 ans.

Les 70-79 ans étaient la classe modale avec 41,4% des patients.

Le tableau 4 résume la répartition des indications bradycardiques suivant les classes d'âge

Classes	Fréquence	%
<30	3	1,0
30-39	1	0,3
40-49	10	3,3
50-59	32	10,5
60-69	51	16,8
70-79	126	41,4
80-89	71	23,4
≥90	10	3,3
Total	304	100,0

Tableau4 : Répartition selon la classe d'âge

b) Symptômes:

Les circonstances de découvertes étaient :

Les malaises lipothymiques chez 203 patients soit 66,8%.

Les syncopes vraies survenues chez 44 patients (14,5%).

25 patients (8,2%) présentaient une dyspnée d'effort et 25 autres patients présentaient des signes de bas débit cérébral à type d'états confusionnels (8,2%).

Par ailleurs 7 patients (2,3%) étaient asymptomatiques.

Le tableau 5 résume les symptomatologies en rapport avec la bradycardie

Symptômes	Fréquence	%
Syncope	44	14,5
Lipothymie	203	66,8
Dyspnée NYHA III	25	8,2
Bas débit cérébral	25	8,2
Découverte fortuite	7	2,3
Total	**304**	**100**

Tableau5 : Répartition selon les symptômes

c) Aspects diagnostiques et Electrocardiographiques :

Le BAV complet était documenté chez 209 patients représentant 68,8% des indications bradycardiques ; le Mobitz 2 chez 44 patients (14,4%).

16

30 patients (9,8%) présentaient une dysfonction sinusale à type de BSA de 2ème degré (50%), de bradycardie sinusale sévère (30%) et d'incompétence chronotrope (20%).

Par ailleurs les anomalies de la conduction intraventriculaire étaient documentées chez 12 patients (3,9%).

Le tableau 6 résume ces entités diagnostiques

Classification		Fréquence	%
BAV 3	Permanent	182	59,9
	Paroxystique	27	8,9
BAV 2	Permanent	32	10,5
	Paroxystique	12	3,9
BSA 2		15	4,9
Bradycardie sévère		9	2,9
Bradycardie / FA		9	2,9
Blocs fasciculaires/ Bloc alternant		12	3,9
Incompétence chronotrope		6	2
Total		304	100

Tableau6: Répartition selon diagnostic et les aspects électrocardiographiques

Les complexes QRS sur ECG de base étaient fins chez 141 patients (46,5%) et large chez 163 patients à type de retard droit chez 114 patients (37,4%) et de retard gauche chez 49 patients (16,2%). La fréquence d'échappement moyenne était de 39,98±6,31.

La figure 5 résume les aspects morphologiques des complexes QRS chez les patients ayant des indications bradycardiques de la stimulation cardiaque.

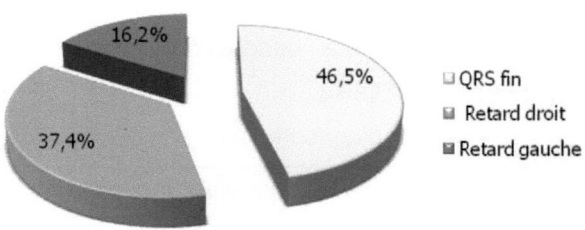

Fig 5 : Repartition selon le complexe QRS d'echappement

- QRS fin
- Retard droit
- Retard gauche

46,5%
16,2%
37,4%

d) Les aspects étiologiques :

251 patients ont présenté un BAV dégénératif ce qui constitue 91,6% des étiologies de BAV.

23 patients (8,4%) ont présenté un BAV secondaire à une étiologie : ischémique chez 16 patients (5,8%), post opératoire chez 3 patients (1,1%), congénital chez 2 patients (0,7%) et post radique chez 2 patients (0,7%).

Les 30 patients ayant présenté une dysfonction sinusale avaient majoritairement une origine primitive (26 patients soit 86,6%), 4 patients (13,3%) ont présenté une dysfonction sinusale secondaire à une étiologie : ischémique chez 3 patients (10%) et un cas d'amylose cardiaque (3%).

Le tableau 7 résume les étiologies des patients ayant des indications bradycardiques

Etiologie	Fréquence	%
BAV dégénératif	251	82,4
BAV Ischémique	16	5,3
BAV post opératoire	3	0,9
BAV Congénital	2	0,7
BAV post radique	2	0,7
Dysfonction sinusale primaire	26	8,6
Dysfonction sinusale Ischémique	3	0,9
Dysfonction sinusale secondaire à l'amylose	1	0,3
Total	304	100

Tableau7 : Répartition selon l'étiologie

e) Aspects thérapeutiques

152 patients (47,4%) ont bénéficié d'une implantation de pace maker double chambre dont 8 (2,6%) un changement de boitier.

145 patients (44,4%) ont bénéficié d'une implantation de pace maker monochambre dont 10 (3,3%) un changement de boitier monochambre.

7 patients (2,3%) ont bénéficié d'un pace maker multisite pour des indications bradycardiques dans le cadre d'une étude clinique.

Le tableau 8 résume le mode de stimulation chez les patients aux indications bradycardiques.

Pace maker	Fréquence	%
VVI-R	135	44,4
DDD-R	144	47,4
CRT-P	7	2,3
Remplacement VVI-R	10	3,3
Remplacement DDD-R	8	2,6
Total	304	100,0

Le tableau 8 : Répartition selon le type de pace maker primo ou remplacement de boitier

E-2-Indications hémodynamiques de stimulation cardiaque

a) <u>Caractéristiques démographiques :</u>

40 patients insuffisants cardiaques avaient des indications de resynchronisation ; la répartition selon le sexe a objectivé 32 hommes (80%) pour 8 femmes (20%).

L'âge moyen était de 61,85±8 avec des extrêmes à 35 et75 ans.

b) <u>Symptômes :</u>

L'évaluation des symptômes d'insuffisance cardiaque a porté sur la dyspnée selon le stade NYHA ; les patients sont restés symptomatiques malgré la conduite d'un traitement médicamenteux d'insuffisance cardiaque suivant les recommandations.

21 patients (53,8%) présentaient une dyspnée stade IV versus 19 patients (46,2%) une classe III de NYHA.

La figure 7 résume le pourcentage de classes NYHA des patients en insuffisance cardiaque

Fig 7: Répartition selon la symptômatologie d'IC

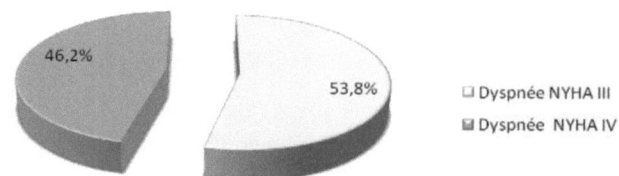

46,2%
53,8%
▢ Dyspnée NYHA III
▨ Dyspnée NYHA IV

c) <u>Les caractéristiques échocardiographiques :</u>

Les paramètres échocardiographiques mesurés sont :

La FE VG (FE moyenne = 24,85±4,70 %) ;

le DTD VG moyen =69,57±10,62mm ;

Et le DTS VG moyen =50,57±12,28 mm.

d) Aspects étiologiques d'insuffisance cardiaque :

27 patients (69,2%) en insuffisance cardiaque avaient une cardiopathie ischémique sous jacente et 13 patients (30,8%) une cardiomyopathie dilatée non ischémique.

La figure 8 résume la répartition des étiologies d'insuffisance cardiaque.

Fig8: Répartition des étiologies

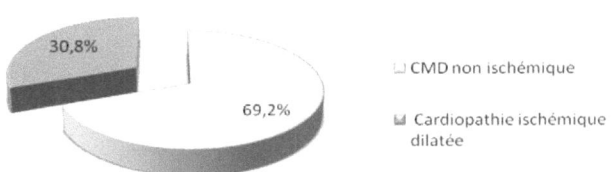

e) Aspects Thérapeutiques :

43 patients (82,1%) en insuffisance cardiaque ont bénéficié de resynchronisation cardiaque avec un pace maker multisite et 7 patients (17,9%) un DAI multisite.

La figure 9 résume les pourcentages des patients ayant bénéficié un CRT-P ou un CRT-D.

Fig9: Répartition selon le type de dispositif

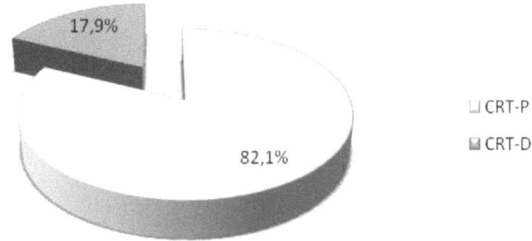

E-3-En prévention primo-secondaire de la mort subite

a) Caractéristiques démographiques :

20 patients présentaient des indications de prévention de mort subite, constitués de 19 hommes (95%) et d'une femme (5%).

L'âge moyen de = 50,15± 17,65 ans avec des extrêmes de 21 et 73 ans.

b) Symptômes et événements rythmiques :

11 patients (55%) ont présenté des épisodes de TV mal tolérés hémodynamiquement (état de choc et/ou œdème aigu du poumon)

Un patient au cours de son hospitalisation a présenté une TV dégénérant en FV récupérée par choc électrique externe.

Un patient avec syndrome de Brugada a présenté des épisodes de syncope.

Par ailleurs chez 7 patients (35%) l'indication était dans le cadre de la prévention primaire.

Le Tableau 9 résume la présence d'évènements associés.

Type	Fréquence	%
TV mal tolérées	11	55,0
Mort subite ressuscité	1	5,0
Syncope	1	5,0
Prévention primaire	7	35,0
Total	20	100,0

Tableau9: Répartition selon la survenue ou non d'évènements rythmiques

c) Aspects étiologiques :

17 patients (85%) avaient une cardiopathie sous jacente à type de : CMD non ischémique chez 8 patients (40%), ischémique chez 7 patients (35%) et 2 patients (10%) avaient un DVDA.

Par ailleurs 2 patients (10%) portaient le diagnostic de syndrome de Brugada et un autre patient présentait une TV cathécholergique.

Le Tableau 10 résume les aspects étiologiques

Etiologie	Fréquence	%
CMD non ischémique	8	40,0
Cardiopathie ischémique	7	35,0
DVDA	2	10,0
TV catécholergique	1	5,0
Sd. Brugada	2	10,0
Total	20	100,0

Tableau10: Répartition selon les aspects étiologiques

d) Aspects thérapeutiques :

Sur 20 patients ayant bénéficié de DAI, 13 patients (65%) ont été appareillés dans le cadre d'une prévention secondaire de mort subite : 7 patients (55%) appareillés d'un DAI double chambre et 6 patients (45%) d'un DAI mono chambre; 7 patients (35%) ont été implantés de DAI triple chambre dans le cadre de la prévention primaire des troubles du rythme cardiaque et de la mort subite.

La figure 10 résume l'utilisation de DAI chez les patients à risque de mort subite

Fig 10: Répartition selon le type de DAI en prévention de mort subite

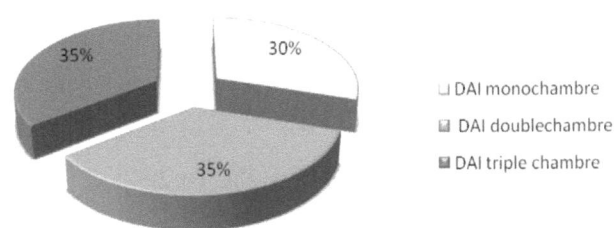

- ⊔ DAI monochambre
- ▨ DAI doublechambre
- ▨ DAI triple chambre

F- Procédures d'implantation

F-1- Voies d'implantation

179 patients (62,3%) ont bénéficié d'une ponction sous clavière.

92 patients (32,1%) ont bénéficié d'un abord céphalique.

Chez 10 patients (3,5%) a été pratiqué un double abord céphalique et sous clavière.

Par ailleurs 6 patients (2%) ont bénéficié d'un abord chirurgical par thoracotomie pour implanter une sonde épicardique.

Le tableau 11 résume les abords de mise en place de sondes de stimulation

Voie d'abord		Fréquence	%
Sous clavière	Gauche	164	57,1
	Droit	15	5,2
Céphalique	Gauche	84	29,3
	Droit	8	2,8
Sous clavière+ céphalique	Gauche	9	3,1
	Droit	1	0,3
Epicardique par thoracotomie		6	2
Total		287	100

Tableau11: Répartition selon les abords de mise en place de sondes

F-2- Caractéristique des sondes de stimulation

Tous les patients (N=186) implantés d'un PM double chambre, d'un DAI double chambre ainsi que d'un multisite ont bénéficié d'une sonde de stimulation atriale à fixation active le plus souvent dans l'auricule droit.

Sur 338 patients ayant bénéficié d'une primo-implantation, 256 (75,7%) avaient une sonde VD à fixation passive en position apicale, 82 patients (24,2%) avaient une sonde VD à fixation active apicale (chez 73 patients) ou septale (chez 9 patients).

46 patients ont bénéficié d'un dispositif triple chambre ; le taux de succès de mise en place de sonde VG via le sinus coronaire était de 91,3%.

Pour les 6 patients implantés de sonde épicardique par voie chirurgicale 4 étaient des triple chambres et les 2 autres des stimulateurs mono chambres (voir tableau 12).

Par ailleurs toutes les sondes utilisées sont bipolaires à connecteur universel.

Type de sonde		Fréquence	%
Sonde OD à fixation active (auricule)		186	100
Sonde VD à fixation passive (apex)		256	75,7
Sonde VD à vis	Apex	73	21,6
	Septum	9	2,7
Sonde VG	Via le sinus coronaire	42	91,3
	Epicardique	6	1,6

Tableau12 : sondes de stimulation

F-3- Paramètres à l'implantation :

Le seuil OD est significativement plus bas pour les indications prévention de la mort subite, mais comparable pour les deux autres indications.

Le seuil VD est significativement plus bas pour les indications bradycardiques, mais non significativement différent pour les deux autres indications.

La durée de la scopie est significativement plus élevée pour les indications de CRT, mais non significativement différente pour les deux autres indications.

La durée de la procédure est significativement plus longue pour les indications bradycardiques, mais non significativement différente pour les deux indications.

Le tableau 13 résume la mesure des paramètres à l'implantation

Recueil	Bradycardie	IC	Prévention de MS	« p »
Seuil OD (volt)	0,873±0,393	0,87±0,46	0,51±0,22	0,005
Seuil VD (volt)	0,621±0,383	0,87±0,55	0,71±0,23	0,001
Seuil VG (volt)	1,77±0,46	1,23±0,88		
Durée scopie (min)	9± 7	22 ±12	11 ±7	< 0,000001
Durée procédure (h/min)	1h26±41	1h 9±54	1h 9±45	0,03

Tableau13 : recueil des paramètres procéduraux

G-Complications procédurales

G-1- types de complication et leur taux

22 patients ont présenté une complication procédurale correspondant à 6,2% à type de :

- Brèche à travers la paroi du VD chez 6 patients (1,6%) avec survenue d'un épanchement de faible à moyenne abondance nécessitant un drainage chirurgical dans un seul cas.

- Pneumothorax chez 5 patients (1,4%) dont un seul cas nécessitant un drainage pleural.

En 2005 sur 48 patients implantés, un patient avait présenté une complication soit un taux de 2%.

En 2006 sur 54 patients 2 ont présenté une complication soit un taux de 3,7%.

En 2007 sur 53 patients 5 ont présenté une complication soit un taux de 11,3%.

En 2008 sur 89 patients 8 ont présenté une complication soit un taux de 9%.

En 2009 sur 63 patients implantés 5 patients ont développé dans les suites une complication soit un taux de 7,9%.

Le Tableau 14 résume la répartition annuelle des types de complication procédurale.

Année	Types de complication	Fréquence	%	% / an
2005 (N=48)	Plaie du VD	1	2	2
2006 (N=54)	Plaie du VD	1	1,9	3,7
	Pneumothorax	1	1,8	
2007 (N=53)	Plaie du VD	1	1,9	11,3
	Hématome de loge	2	3,7	
	Pneumothorax	1	1,9	
	Déplacement de sonde VD	2	3,7	
2008 (N=89)	Plaie du VD	2	2,2	9
	Pneumothorax	6	6,8	
2009 (N=63)	Plaie du VD	1	1,6	7,9
	Infection de loge	1	1,6	
	Déplacement de sonde VD	3	4,7	
Total (N= 356)		22	6,2	

Tableau14 : Répartition annuelle des différentes complications procédurales

G-2-Délai d'apparition

Le délai moyen d'apparition=1,32±0,74 jour avec des extrêmes de 1 et 4 jours

G-3-L'étude de Facteurs susceptibles d'influencer la survenue d'une complication

Aucun facteur étudié indépendamment ne semblait être déterminant dans la survenue de complications au cours de la procédure d'implantation.

Cependant l'utilisation de sonde à fixation passive avait tendance à être associé à un déplacement de la sonde VD sans atteindre le seuil de significativité.

L'implantation d'un dispositif double chambre ou triple chambre avait tendance à être associé à une augmentation de la survenue de complications sans atteindre le seuil de significativité.

La ponction sous clavière avait tendance à être associé à la survenue de pneumothorax sans atteindre le seuil de significativité.

La durée de procédure avait tendance à être plus longue chez les patients qui ont présenté une complication par rapport à ceux qui n'en ont pas présenté sans atteindre le seuil de significativité.

Le tableau 15 résume les facteurs étudiés pouvant influencer l'apparition des complications

Facteurs		Présence de complication (N=22)	Absence de complication (N= 334)	« P »
Age (an)		66,5±14,8	70,0±12,4	NS
Sexe	Hommes (N= 196)	6,7%	93,3%	NS
	Femmes (N= 160)	5,5%	94,5%	
Dispositifs	VVI-R+DAI mono (N= 151)	22,7%	97,3%	NS
	Autres (N=205)	77,2%	92,6%	
Ponction sous clavière (N= 189)		68,1%	92,0%	NS
Durée de procédure (h/min)		1h36±48	1h20±45	NS
Sonde VD à fixation passive/déplacement		100%	98%	NS

Tableau 15 : Etude des facteurs pouvant influencer l'apparition des complications

IV- DISCUSSION

Notre étude a inclus 356 patients ayant bénéficié d'une implantation de dispositifs intra cardiaque, 85,3% des patients ont été implantés d'un pace maker pour indications bradycardiques ; 11,2% des patients ont été implantés d'un système resynchronisation cardiaque et 5,6% des patients ont été implantés d'un DAI dans le cadre de la prévention de la mort subite. Nos résultats étaient comparables à ceux d'un centre finlandais qui a publié ces pratiques de la stimulation cardiaque en novembre 2009: totalisant 84% de patients implantés de PM pour bradycardie ; 12,3% de patients implantés d'un système de resynchronisation cardiaque et 3,7% de patients implantés d'un DAI [17]

A-Etude des indications selon les Guidelines

Nous avons appliqué les guidelines de la Société Européenne de Cardiologie (ESC) de 2007[11] et ceux des Sociétés Américaines (ACC/AHA /HRS) de 2008[20] pour évaluer la conformité des pratiques de stimulation cardiaque. Notre série trouve 95,7% de patients ayant une indication de classe I pour les bradycardies ; 80% de patients ayant une indication de classe I pour la thérapie de resynchronisation cardiaque et 75% de patients avec indication de classe I pour la prévention de la mort subite.

Le registre Italien de stimulation cardiaque conventionnelle [12] trouve 70 % de patients ayant une indication de classe I.

1- Rappel de l'évolution des guidelines

Les recommandations originales des Sociétés Savantes (ACC/AHA/NAPES) Américaines « d'utilisation de pace maker » ont été publiées en **1984** [4] décrivaient essentiellement 6 situations cliniques de bradycardie pour les quelles la stimulation cardiaque définitive devrait être de mise :

1- Les bradycardies symptomatiques dues à un BAV (complet, 2ème degré distal) ou à une dysfonction sinusale.

2- L'insuffisance cardiaque congestive

3- Les rythmes naissants d'un foyer ectopique ou tout autre traitement indispensable responsable d'une suppression de l'automatisme du nœud sinusal.

4- Une pause documenté ≥3 secondes ou une fréquence d'échappement < 40 bpm chez un patient d'apparence asymptomatique

5- les états confusionnels qui sont améliorés par la stimulation temporaire

6- Après ablation du nœud AV, les dystrophies neuro-musculaires.

Elles ont été révisées en **1991** [21] et élargies aux <u>défibrillateurs automatiques implantables</u> pour leur indication originale : « patients ressuscités de 2 arrêts cardio-circulatoires par fibrillation ventriculaire ». Ces guidelines ont été mis à jour en **1998 ; 2002** à la faveur de nouvelles évidences cliniques et des progrès technologiques [22, 23] …

Si l'évolution des indications bradycardiques par rapport à ce qui est habituellement fait en pratique est restée stable durant des années ; les autres indications non bradycardiques se sont développées à travers des essais cliniques contrôlés et randomisés notamment dans le domaine de l'insuffisance cardiaque. Les premières recommandations de stimulation cardiaque dans <u>l'insuffisance cardiaque</u> sont parues en **2005** [24]

En **2007** l'ESC a révisé ces guidelines [11] et en 2008 ceux de l'ACC/AHA/HRS [20].

2 – Etude des principales indications de la stimulation cardiaque :

a) Dans le domaine de la stimulation cardiaque conventionnelle

• La dysfonction sinusale, les recommandations insistent, sur le fait que la stimulation cardiaque concerne essentiellement les patients symptomatiques. La limite de fréquence cardiaque retenue dans cette indication est < 40 bpm.

Si une exploration électrophysiologique est réalisée, la limite de temps de récupération sinusal pour lequel un stimulateur peut être indiqué est de 800 ms (chez un patient ayant présenté une syncope).

- Pour les BAV 3ème degré et 2ème (Mobitz I ou II) symptomatiques, un stimulateur cardiaque est indiqué en classe I (niveau d'évidence C). Si ces troubles conductifs sont asymptomatiques, la pose d'un stimulateur cardiaque est indiquée en classe IIa avec un niveau d'évidence C.

Le BAV 1er ou 2ème degré ° avec symptômes type syndrome de pace maker en classe I (niveau B)

- Les blocs bis- ou trifasciculaires témoignent de la survenue plausible d'un BAV paroxystique infra hissien. L'indication de classe I concernent :
  - •Le BAV 3ème degré ° intermittent (niveau B)
  - •Le BAV 2ème type II (niveau B)
  - • Le bloc de branche alternant (niveau C)

L'indication de classe IIa concerne :
  - • Les syncopes, autres causes exclues (TV, ...) (niveau B),
  - •L'allongement du HV ≥100 ms asymptomatique (>70 ms, BBD+HBPG) niveau B,
  - • Le bloc infra-Hissien (HV ≥100 ms) après stimulation (niveau B), ajmaline

Le BAV post-opératoire, survient après une chirurgie cardiaque dans 1 à 3 % des cas, l'implantation d'un stimulateur cardiaque est indiquée en cas de persistance du BAV plus de 7 jours après l'intervention. Les experts n'ont pas pu identifier des facteurs prédictifs de récupération du rythme sinusal.

- Hypersensibilité sino-carotidienne ; les indications de stimulation cardiaque sont précisées : L'indication de classe I, en cas de syncopes récurrentes causées par une pression du sinus carotidien et reproduites par le massage sino-carotidien qui est responsable d'une pause d'au moins 3 secondes (syncopale ou présyncopale) en l'absence de traitement ralentisseur.

- Les indications de classe IIa concernent les syncopes récurrentes sans lien avec la pression du sinus carotidien et reproduites par le massage sino-carotidien qui est responsable d'une pause d'au moins 3 secondes (syncopale ou présyncopale) en l'absence de traitement ralentisseur.

- Les syncopes vagales sont sujettes à caution parce que les études disponibles sur l'effet de la stimulation cardiaque sont discordantes (niveau d'évidence C).

Indication de classe IIa, pour les patients de plus de 40 ans, avec syncopes récurrentes et présentant des pauses sinusales prolongées au Holter ECG ou au tilt test, après échec des autres options thérapeutiques, et après avoir informé le patient des données discordantes.

b) *Dans l'insuffisance cardiaque* :

La stimulation cardiaque biventriculaire a été proposée comme modalité de traitement de l'insuffisance cardiaque chronique systolique réfractaire au traitement médical, dans la mise à jour des Recommandations de l'insuffisance cardiaque de l'ESC en **2005** [24]: patients insuffisants cardiaques en classe NYHA III-IV malgré un traitement optimal avec une FE VG $\leq$ 35 % avec DTD VG > 55 mm et durée de QRS $\geq$ 120 ms. Il s'agit d'une indication de classe I avec un niveau d'évidence A pour les critères combinés amélioration des symptômes et réduction des hospitalisations et classe I niveau d'évidence B pour la réduction de la mortalité.

En **2007** (ESC) et en **2008** (ACC/AHA/HRS) elle est élevée en classe I niveau de preuve A pour la réduction de la mortalité et de la morbidité.

Pour les patients ayant une espérance de vie d'au moins un an, il faut plutôt implanter un défibrillateur triple chambre (classe I, niveau d'évidence B).

Ces recommandations ont par ailleurs précisé les indications de stimulation biventriculaire dans certaines indications spécifiques :

- Indication de stimulation cardiaque conventionnelle (primo implantation ou up grading) chez un patient insuffisant cardiaque stade III ou IV NYHA, FE VG ≤ 35% et dilatation du VG classe IIa niveau de preuve C.

- Indication d'implantation de DAI en classe I (primo implantation ou up grading) chez un patient insuffisant cardiaque stade III ou IV NYHA, durée de QRS ≥ 120 ms FE VG ≤ 35% et dilatation du VG classe I niveau de preuve B pour un CRT-D.

- L'indication de resynchronisation en cas de FA permanente vient après ablation du nœud AV classe IIa niveau d'évidence C

En **2010** les recommandations européennes pour la resynchronisation cardiaque [25] se sont élargies, en mettant en classe I niveau d'évidence A et de préférence CRT-D chez les patients stade II NYHA avec FE VG≤ 35% et QRS≥ 150 ms et traitement optimal d'insuffisance cardiaque. La resynchronisation à ce stade entraine une réduction de la mortalité et agit sur la progression de la maladie.

Elles ont mis au même niveau d'évidence A, la CRT-P aussi bien que la CRT-D chez les patients symptomatiques en stade III/ IV ambulatoires avec FE VG ≤ 35% et QRS ≥ 120 ms, traitement optimal.

Par ailleurs les recommandations pour les indications de resynchronisation cardiaque dans certaines indications spécifiques ont été également révisées avec :

- Indication à une stimulation cardiaque conventionnelle classe I (primo implantation ou up grading) chez un patient insuffisant cardiaque stade III ou IV NYHA, FE VG ≤ 35% et durée de QRS ≥ 120 ms classe I niveau de preuve B.

- Indication à une stimulation cardiaque conventionnelle classe I (primo implantation ou up grading) chez un patient insuffisant cardiaque stade III ou IV NYHA, durée de QRS < 120 ms FE VG ≤ 35% et dilatation du VG classe IIa niveau de preuve C.

- Indication à une stimulation cardiaque après ablation du nœud AV chez un patient insuffisant cardiaque stade III/ IV NYHA, durée de QRS ≥ 130 ms en FA permanente classe IIa niveau d'évidence B.

- Indication à une stimulation cardiaque chez un patient insuffisant cardiaque stade III/ IV NYHA, durée de QRS ≥ 130 ms en FA permanente avec contrôle de la fréquence ventriculaire et pourcentage de stimulation élevé, classe IIa niveau C.

c)   Dans la prévention de la mort

Par le défibrillateur automatique implantable les études de prévention secondaire AVID [26], CASH [27] et CIDS [28] et la méta analyse de Connolly en **2000** [29] ; les études de prévention primaire chez le coronarien à haut risque de mort subite (FE VG < 30%, TVNS ou tachycardie ventriculaire inductible) MADIT I [1], MUSTT [6] ont servi de base pour les recommandations européennes de **2001** [30] qui ont été mises à jour en **2003** avec l'avènement de MADIT II [31].

Celles de **2006** [32] (DEFINE, COMPANION, SCD-HeFT [33, 34,35]…) étaient conjointes avec les sociétés américaines ACC et AHA. Ces recommandations ont particulièrement évolué sur la question du DAI en post-infarctus et chez l'insuffisant cardiaque.

Dans les recommandations américaines du DAI en **2008**, les indications des DAI chez les patients présentant une espérance de vie supérieure à 1 an sont [20] :

- Prévention secondaire :

Après arrêt cardiaque réanimé ou fibrillations ventriculaires sans cause aigue ou réversible (classe I niveau d'évidence A).

TV soutenue spontanée symptomatique sur cardiopathie : (classe I niveau B).

Syncope de cause inconnue avec TV soutenue ou FV déclenchable en présence d'une anomalie cardiaque sous-jacente : (classe I niveau B).

- Prévention primaire :

Coronariens avec FE≤ 35%, mesurée à un mois après un IDM et 3 mois après revascularisation avec TV ou FV déclenchable : (classe I niveau B).

CMD avec FE ≤ 35% et NYHA II ou III : (classe I niveau B).

Coronarien en classe II ou III de NYHA avec FEVG ≤ 30% mesurée 1mois après un IDM ou 3 mois après un geste de revascularisation : (classe I niveau B).

TV non soutenue sur cardiopathie ischémique avec FE≤40% ; TV soutenue ou FV inductible à l'exploration électrophysiologique : (classe I niveau d'évidence B).

Syncope inexpliquée avec dysfonction VG d'une cardiopathie non ischémique : (classe I niveau d'évidence C).

- Par ailleurs d'autres situations, non couvertes par des études randomisées, sont aujourd'hui consensuelles. Il s'agit de la prévention de la mort subite dans la fibrillation ou tachycardies ventriculaires primitives et /ou au cours des maladies génétiques:

Patients porteur de CMH ayant au moins un critère majeur de risque de mort subite : (classe IIa niveau d'évidence C)

Prévention primaire de mort subite chez les patients porteurs de DVDA ayant au moins un facteur de risque de mort subite : (classe IIa niveau d'évidence C).

Patients ayant un syndrome QT long congénital qui éprouvent les syncopes et/ou la TV documentée en recevant les β bloquants : (classe IIa niveau d'évidence B).

Patients ambulatoire (non hospitalisés) en attente de transplantation cardiaque : (classe IIa niveau d'évidence C).

Syndrome de Brugada symptomatique ayant présenté une syncope : (classe IIa niveau d'évidence C).

Syndrome de Brugada ayant présenté une TV documentée non soldée par un arrêt cardiaque : (classe IIa niveau d'évidence C).

TV catécholergique symptomatique de syncope et/ou de TV soutenue documentée en recevant les β bloquants : (classe IIa niveau d'évidence C).

Patients porteurs de sarcoïdose cardiaque, de maladie de Chagas, de myocardite aux cellules géantes :(classe IIa niveau d'évidence C).

B-Etude des indications bradycardiques

1- Etude des aspects démographiques

L'âge moyen des patients dans notre série, était de 71 ans. L'âge moyen dans les registres européens (Italien, Allemand et la série finlandaise) était respectivement de 77ans, 75 ans et 72 ans [12,17, 36]. Cette population âgée est le reflet du niveau des soins de santé des pays développés [37, 38].

Le tableau 16 résume les particularités démographiques de ces différentes séries ou registres

	Age moyen	Sex ratio	Ages extrêmes
Notre série	71±11	0,98	23- 98
Italie	77,3±10	1,3	Non disponibles
Allemagne	75,5± 10,4	1,1	1-104
Série Finlandaise	72± 14	1,1	16- 100

Tableau 16 étude Comparative des données démographiques

2- Etude de la symptomatologie

Dans notre série, les équivalents syncopaux (lipothymies) étaient le principal signe d'appel des patients ayant présenté une bradycardie, suivis de vraies syncopes. Dans les registres européens [12, 17,39] les syncopes venaient au premier plan suivies de malaises lipothymiques. Toute fois, dans ce contexte, syncopes et lipothymies ont la même valeur pronostique et correspondent le plus souvent à des pauses ventriculaires [40].

Le tableau 17 résume l'étude de la symptomatologie rapporté dans les différents registres ou séries.

	Syncopes	Lipothymies	I C	Autres*
Notre série	14,5	66,8	8,2	10,5
Italie	39,5	19,6	9,8	10,2
Suède	39,9	30,3	4,4	25,4

Tableau 17 Comparaison des symptomatologies

*= états confusionnels, les faux asymptomatiques, les palpitations.

3- Etude des aspects clinique et électrique des indications bradycardiques

Dans notre série, les BAV étaient la principale cause de bradycardie, indiquant l'implantation d'un PM, suivis par les dysfonctions sinusales. Dans les registres européens [12, 36, 39,41] les BAV étaient au premier plan également, toute fois les dysfonctions sinusales étaient assez représentatives.

Le tableau 18 résume l'étude des causes de bradycardie dans les registres

	BAV	DS	BB	Brady/FA	Autres*
Notre série	83,2	9,6	3,9	2,9	Non disponibles
Italie	45	25	6	18	5,6
Allemagne	33,7	28	1	26,2	5,3
France	40	30	12	13	5
Suède	37,2	33,2	6,2	21,7	1,6

Tableau18 étude des causes de bradycardie

*= syncopes vaso-vagales, syndrome du sinus carotidien.

4- Etude des modes de stimulation

Sur 304 patients ayant des indications bradycardiques ; 50% ont bénéficié d'un double chambre et 47,6% autres ont bénéficié d'un mono chambre ventriculaire, par ailleurs 2,3% ont bénéficié d'une implantation d'un PM biventriculaire dans le cadre d'un essai clinique.

70% des plus de 70 ans ont bénéficié d'une implantation d'un VVI-R pour BAV et 68,3% des patients présentant une dysfonction sinusale ont bénéficié d'un DDD-R avec algorithmes d'activation automatique pour préserver la conduction intrinsèque.

Ce choix ne correspond pas rigoureusement ce qui est édicté par les guidelines pour le mode de stimulation [42], en effet pour des raisons économiques d'une part et d'autre part la prévalence élevée de sujets âgés notre série a enregistré un taux élevé de monochambre ventriculaire. Cette attitude de la « la vraie vie » est confortée par des études de suivi de registres tels le registre UKPACE (une étude prospective britannique, menée chez les sujets âgés > 70 ans en BAV de haut grade). Les patients « âgés » ont la même évolution clinique qu'ils soient implantés avec un pacemaker double chambre ou simple chambre. Le bénéfice clinique de la stimulation double chambre et de la synchronisation atrioventriculaire a peut-être été contre balancé par la stimulation ventriculaire droite apicale délétère en chronique [43]. Les explications physiopathologiques reposent sur la notion d'inversion de la séquence d'activation électrique de la pointe vers la base du cœur, provoquée par la stimulation ventriculaire droite apicale [44, 45]. L'effet délétère sur le rythme à l'étage atrial de la stimulation apicale du ventricule droit a été aussi évoqué chez les patients stimulés pour dysfonction sinusale, dans l'étude MOST (*the Mode Selection Trial*) [46].

C-La thérapie de resynchronisation cardiaque

1- Etude des aspects démographiques

L'âge moyen dans notre série était de 61,8± 8 ans. Il était de 69,8 ± 12,2 ans dans le registre américain et de 69 ans dans le registre français CeRtiTuDe. [13, 47].

Le tableau 19 résume les particularités démographiques

	Age moyen	Sex ratio	Extrêmes
Notre série	61,8±8	4	35-75
USA	69,8± 12,2	3	ND*
France	69	ND*	ND*

Tableau 19 Comparaison des données démographiques

*= Non disponible

2- Etude des aspects cliniques étiologiques

Les cardiopathies ischémiques représentaient 69,2% dans notre série. Elles étaient de 73% dans le registre américain et 44% dans le registre français [13, 47].

Le tableau 20 résume les étiologies d'insuffisance cardiaque resynchronisée

	Ischémique	Non ischémique	Pathologies valvulaires
Notre Série	69,2	30,8	0
Registre américain	73	14,3	2,7
Registre français	44	52,8	3,2

Tableau 20 étude des étiologies d'insuffisance cardiaque

3- Choix du mode de resynchronisation

Dans notre série, 17% des patients insuffisants cardiaques avec indication de resynchronisation cardiaque ont bénéficié d'un CRT-D et 83% d'un CRT-P. En comparaison aux données du registre français CeRtiTuDe. [47] où 69% des patients resynchronisés étaient CRT-D. Ce taux faible de prévention de morbi-mortalité rapporté dans notre série se fonde sur des raisons purement économiques.

Les experts recommandent l'utilisation d'un système de resynchronisation combiné au défibrillateur de préférence si la cardiopathie sous jacente est ischémique. Toute fois vu le coût élevé d'une CRT-D certains préconisent une CRT-P si l'espérance de vie est limitée, si présence de co-morbidités et ou si l'âge du patient est trop avancé [11,20].

D-Prévention de la mort subite

1- Etude des principales indications

Nous avons colligé 20 patients implantés de DAI dont 65% étaient des indications de prévention secondaire et 35% en prévention primaire. Dans le registre français EVADEF [48] (*EVAluation médico-économique du DEFibrillateur automatique implantable*) 81,3% étaient des indications de prévention secondaire.

2- Etude des principales étiologies

Il existe 2 principales étiologies d'implantation de DAI dans notre série : les CMD non ischémiques 40% des patients et les cardiopathies ischémiques 35% des patients. Dans le registre français EVADEF [48] 60% de patients avaient une cardiopathie ischémique.

E- Procédures d'implantations

1- Etude des voies d'implantation

Dans notre série, 62,3% des patients ont bénéficié d'une ponction sous clavière. Dans les séries Suédoise [32] et Finlandaise [17] la ponction sous clavière était réalisée chez 43,4% et 7,6% des patients. Toute fois dans la série finlandaise la ponction de la veine axillaire était la principale voie d'implantation réalisée chez 70% des patients.

L'abord céphalique a été pratiqué chez 32,2% des patients dans notre série; 55,3% dans le registre suédois et 22,5% dans la série finlandaise.

Le tableau 21 résume les voies d'implantation.

	S/clavière	Céphalique	Double*	Epicardique	Axillaire	Jugulaire
Notre série	62,3%	32,2%	3,5%	2%	ND*	ND*
Suède	43,4%	55,3%	ND*	0,7%	ND*	0,6%
Finlande	7,6%	22,5%	ND*	ND*	70%	ND*

Tableau 21 : Comparaison des voies d'implantation

*= Non disponible

Double*= abord céphalique+ ponction sous clavière.

2- Etude des caractéristiques des sondes de stimulation

75,7% de nos patients avaient une sonde VD à fixation passive à l'apex du VD. Dans le registre suédois, 47,9% des patients avaient une sonde VD à fixation passive.

Chez les patients ayant bénéficié d'un dispositif bi ventriculaire le taux de succès de mise en place de sonde VG via le sinus coronaire était de 91,3%.

Au cours de l'étude MUSTIC, Daubert [7] venait de mettre au point cette technique ayant permit de réussir 92% de cathétérisme du sinus coronaire.

F- Complications procédurales

Sur 356 procédures d'implantation, 22 patients ont présenté une complication procédurale correspondant à 6,2%. Les principales complications étaient la plaie du VD 1,6% ; le pneumothorax 1,4% et le déplacement de la sonde VD 1,4%.

La série finlandaise [17] a rapporté 12,2% de complications procédurales. La principale complication était l'hématome de la loge 3,7% ; le déplacement de la sonde VD 3,7%, le pneumothorax et l'infection de la loge 2,8%.

D'autres Séries allemandes [36] et américaines [49, 50, 51] ont publié un taux de complications respectivement à 5,3% et 5%.

Le tableau 22 résume à titre de comparaison les principales complications procédurales

Complication	Notre Série	Finlande	Allemagne	USA
Pneumothorax	1,4%	1,9%	0,5%	1,5%
Déplacement de sonde VD	1,4%	3,7%	2,3%	1,5%
Plaie VD	1,6	0,7%	ND*	0,5
Tamponnade	ND*	0,5%	ND*	ND*
Hématome loge	0,6%	3,7%	0,6%	1,1%
Infection de loge	0,2%	1,9%	0,1%	0,4%
Total	**6,2%**	**12,2%**	**5,3%**	**5%**

Tableau 22 complications procédurales

*= Non disponible

G-Les limites de l'étude

L'une des limites de notre étude était sa non conceptualisation dans un registre. En effet, un registre se caractérise par l'espace géographique où il se déroule par opposition aux essais cliniques souvent multicentriques, incluant des patients aux origines différentes. On peut ainsi étudier les différences entre plusieurs pays ou régions par leur registre. Le registre donne également une vision transversale, reflétant les évolutions des indications au cours du déroulement du recueil des données. Une des principales caractéristique du registre est de représenter ce qu'on nomme « la vraie vie » par opposition aux études, il se contente d'observer sans le filtre des critères d'inclusion/ d'exclusion des essais et sans interventions. Le registre reflète la pratique au quotidien et permet d'analyser le choix du praticien face aux situations non prise en compte par les recommandations.

La fondation d'un observatoire mondial de stimulation cardiaque remonte à avril 1973 au cours du 4ème congrès international de stimulation cardiaque à Groningen en Norvège. Les communications présentées en matière de pratiques de la stimulation cardiaque ne concernaient qu'une trentaine de pays et cumulées sur plusieurs années. A l'époque, le recensement était l'œuvre d'une personne faisant office de coordinateur qui était confronté à un manque de logistique et de réseau de communication à l'échelle d'un pays, d'un continent ce qui constituait des lacunes dans la collecte des données ; il fallait procéder par extrapolation [14].

C'est dans ce contexte que le registre européen de stimulation cardiaque a été fondé en 1978 ; en étroite collaboration avec l'Association Internationale des Fabricants de Prothèses intra cardiaques, ils ont mis au point une carte d'identité de patients porteurs de stimulateur cardiaque européen. Les détails de cette carte sont enregistrés au niveau des centres nationaux agréés qui envoient des données annuelles au groupe de travail européen de stimulation cardiaque, qui à son tour, est chargé de fournir des données pour l'enquête mondiale [15].

En 2001, seulement 22 pays ont contribué à l'observatoire mondial de la stimulation cardiaque. Toute fois jusqu'en 2001, les USA ont conduit leur propre observatoire sans commune mesure avec les autres pays [37]. Le reste du monde était reparti dans des entités sous régionales : région Asie - Pacifique, le Moyen-Orient, l'Afrique, le Canada, l'Amérique Centrale et L'Amérique du Sud, avec l'utilisation d'un formulaire d'identification unique pour uniformiser la collecte.

L'analyse des résultats de 2001, en rapportant le nombre de patients implantés d'un dispositif intra cardiaque /million d'habitants ; on s'aperçoit une grande disparité en stimulation cardiaque entre les pays développés et ceux en voie de développement comme le montre le tableau ci-dessous [37].

Pays	Nombre d'implantation / million d'habitants
Allemagne	837
USA	786
Italie	637
Australie	486
Le Brésil	89
Afrique du sud	40
Chine	8
Inde	7
Indonésie	1
Myanmar	< 1

Tableau 23 : Nombre de pace maker implanté dans les pays participants (2001)

Après 2001, il ya eu en 2005, puis en 2009 avec un nombre croissant de pays participants dont les pays africains [38, 52,53].

Nous n'avons pas de données officielles disponibles en Tunisie à l'échelle nationale, mais selon une évaluation approximative d'une société représentante de matériel médical en Tunisie le taux d'implantation de pace maker serait de 1400/million d'habitant. Il serait de 7/ million d'habitant pour les DAI.

Notre étude était une série mono-centrique rétrospective étalée sur 7 ans. Cela explique sa non exhaustivité et la collecte de données parcellaires. Ainsi pendant la période d'étude nous ne somme pas certain d'avoir inclus tous les patients implantés d'un dispositif intra cardiaque, toute fois nous avons obtenu un échantillon assez représentatif et nos résultats ont été comparés à quelques séries et registres publiés en Europe et aux USA. Cependant nos résultats ne peuvent être extrapolé ni au niveau de la circonscription (Gouvernorat de Ariana) ni à l'échelle national par défaut de collaboration entre les différents centres implantateurs.

V- CONCLUSION

Les dispositifs intra cardiaques (les pace makers, les défibrillateurs automatiques implantables et les systèmes de resynchronisation cardiaque) ont prouvé leur efficacité dans l'amélioration de la qualité de vie, la capacité d'effort et la survie. Il s'en est suivi un élargissement des indications d'implantation régulièrement mis à jour par des sociétés savantes chaque fois qu'il y a de nouvelles évidences cliniques. Cependant en pratique peu d'études ont examiné l'application de ces directives.

Notre présent travail se propose d'étudier les indications d'implantation de pace maker, de système de resynchronisation cardiaque et de défibrillateurs automatiques implantables ainsi que les procédures d'implantation de ces dispositifs sur une période de 7 ans dans le service de Cardiologie de l'hôpital Abderrahmen Mami- Ariana.

Il s'agit d'une étude rétrospective, descriptive sur une population de 356 patients implantés d'un dispositif intra cardiaque, constituée de 196 hommes et de 160 femmes soit un sex ratio= 1,2.

L'âge moyen de la population est de 70±12 ans avec des extrêmes de 21 et 98 ans.

L'âge moyen des Hommes était de 68±14 ans et l'âge moyen des femmes étaient de 72±10 ans (P=0,001). Les facteurs de risque cardiovasculaires étaient repartis comme suit :

L'HTA était présent chez 18,2%.

Le Diabète était présent chez 7,5%.

La dyslipidémie était rapportée chez 2,2%.

Selon les principales indications d'implantation nous avons reparti la population en 3 groupes :

▪ Les indications bradycardiques représentant les principales indications chez 85,4%

La stimulation double chambre constituait 50% des implantations pour bradycardie.

Les BAV représentaient 83,2% des indications bradycardiques suivis de dysfonctions sinusales 9,8%.

Le BAV dégénératif constituait 91,6% des étiologies de BAV, suivi du BAV ischémique 5,8%, du BAV post opératoire 1,1%, du BAV congénital et post radique respectivement 0,7%.

86,6% des dysfonctions sinusales étaient d'origine primitive, suivies de la dysfonction sinusale ischémique 10% et de l'amylose cardiaque 3%.

Les principales symptomatologies rattachées à la bradycardie étaient : les malaises lipothymiques 66,8% suivis de vraies syncopes 14,5%, de dyspnée d'effort stade III NYHA 8,2%.et les états confusionnels par bas débit cérébral 8,2%.

▪ Les indications hémodynamiques dans l'insuffisance cardiaque représentait 11,2%

La CRT-P constituait 82% des dispositifs implantés chez les patients ayant une indication de resynchronisation cardiaque.

La cardiopathie dilatée ischémique représentait 69,2% des indications de resynchronisation cardiaque et les CMD non ischémiques représentaient 30,8%.

Les symptômes d'insuffisance cardiaque récurrents chez les patients ayant une indication à une CRT étaient constitués de dyspnée stade IV NYHA 53,8% suivie de dyspnée stade III.

▪ Les indications de prévention de mort subite 5,6% et les indications de prévention secondaire représentaient 65% des cas.

Le DAI double chambre constituait 35% des dispositifs implantés chez les patients ayant une indication de prévention de la mort subite.

85% des patients implantés de DAI avaient une cardiopathie sous jacente à type de : CMD non ischémique 40% des cas, ischémique 35% des cas et une

DVDA 10% des cas.

65% des patients qui avaient une indication de prévention de mort subite ont présenté une TV mal tolérée et /ou une FV.

Selon les recommandations des sociétés savantes 95,3% des patients étaient de classe I pour les indications bradycardiques et 80% des patients étaient de classe I pour les indications hémodynamiques et 75% de classe I pour la prévention de la mort subite.

De 2003 à 2009 le nombre de patients implantés d'un dispositif intra cardiaque était en croissance :

- 9 patients implantés en 2003,
- 40 patients implantés en 2004,
- 48 patients implantés en 2005,
- 54 patients implantés en 2006,
- 53 patients implantés en 2007,
- 89 patients implantés en 2008,
- 63 patients implantés en 2009.

Au cours des procédures d'implantation la principale voie d'abord était sous clavière 62,3%, suivie de la voie céphalique 32,2%.

22 patients ont présenté des complications procédurales correspondant à 6,2% à type de :

Brèche à travers la paroi du VD 1,6% des cas ; un patient à développé un hémopéricarde nécessitant une prise en charge chirurgicale.

Pneumothorax 1,4% des cas, un patient a nécessité un drainage pleural.

Repositionnement de la sonde de stimulation 1,4% des cas.

Cette étude descriptive, malgré son caractère rétrospectif fait montre de l'évolution de la « vraie vie » en matière de la stimulation cardiaque et la prévention de la mort subite dans un centre hospitalier en Tunisie. Elle soulève la problématique d'un registre national pour pallier aux insuffisances et mettre en œuvre des études de suivi.

Résumé

Problématique: Ces 50 dernières années ont été marquées par des progrès dans la prise en charge des troubles du rythme cardiaque surtout avec l'avènement des dispositifs intra cardiaques. Leur efficacité a été prouvée et il s'en est suivi un élargissement des indications d'implantation régulièrement mis à jour par des sociétés savantes chaque fois qu'il y a de nouvelles évidences cliniques. Cependant en pratique peu d'études ont examiné l'application de ces directives

But: Cette étude se propose, d'évaluer leurs indications et les complications d'implantation dans le service de cardiologie de l'hôpital Abderrahman Mami.

Méthodes: Il s'agit d'une étude descriptive ayant inclus 356 patients.

Résultats: Les indications bradycardiques représentaient 84,4%; hémodynamique 11.2% et combinées 3,9%; la prévention de la mort subite représentait 5,6%.

Selon les recommandations internationales; 95,3% des patients étaient de classe I pour les indications bradycardiques et 80% des patients étaient de classe I pour les indications hémodynamiques et 75% pour la prévention de la mort subite.

Les complications ont été rapportées: 6,2%; il n'existe pas de facteurs prédictifs de complications.

En perspective:

Les indications bradycardiques représentent les principales indications de la stimulation cardiaque dans notre série. Le taux des indications non bradycardiques est en croissance. La mise en place d'un registre de stimulation cardiaque et de défibrillation permettra de mener d'autres études pour évaluer leur suivi.

REFERENCES

1. Elmqvist R, Senning A.
An implantable pacemaker for the heart. In: Smyth CN, ed. Procedings of the second international Conference on Medical Electronics. Paris, France, June 24-27, 1959. London, UK: Tliffe et Sons; 1960:253-254.

2. Guyatt G, Cairns J, Churchill D, et al.
['Evidence-Based Medicine Working Group'] "Evidence-based medicine. A new approach to teaching the practice of medicine." *JAMA* 1992;268:2420-5.

3. Moss JD, Wilkoff BL, Cannom DS et al.
Improved survival with an implanted defibrillator in patients with coronary disease at high risk for ventricular arrhythmia. Multicenter Automatic Defibrillator implantation Trial Investigators. *N Engl Med* 1996; 335: 1933-40.

4. Frye RL, Collins JJ, DeSanctis RW, et al.
Guidelines for permanent cardiac pacemaker implantation, May 1984: A report of the Joint American College of Cardiology/American Heart Association Task Force on Assessment of Cardiovascular Procedures (Subcommittee on Pacemaker Implantation). *Circulation* 1984;70: 331A-39A

5. Gold MR.
Permanent pacing: new indcations. *Heart* 2001; 86:355-60.

6. Goldberger Z, Lampert R.
Implantable cardioverter-defibrillators: expanding indications and technologies. *JAMA.* 2006;295: 809–18.

7. Cazeau S, Leclerq C, Lavrrgne T et al.
Effects of multisite biventricular pacing in patients with heart failure and and intraventricuar conduction delay.*N Engl J Med* 2001; 344: 873-80.

8. Maisel WH.
Cardiovascular device development: lessons learned from pacemaker and implantable cardioverter-defibrillator therapy.*Am J Ther.* 2005;12: 183–5.

9. Lee KL, Hafley G, Fisher JD et al.
Effect of implantable defibrillators on arrhythmic events and mortalty in the multicenter unsustained tachycardia trial. *Circulation* 2002; 106: 233-8.

10. Carlson M, Wilkoff B, Maisel W, Carlson M, Ellenbogen K, Saxon L, et al
Recommendations from the Heart Rhythm Society Task Force on Device Performance Policies
and Guidelines. Endorsed by the American College of Cardiology Foundation (ACCF) and the
American Heart Association (AHA) and the International Coalition of Pacing and Electrophysiology
Organizations (COPE). *Heart Rhythm* 2006;3:1250-73.

11. Vardas P, Auricchio A, Blanc J, et al
. Guidelines for cardiac pacing and cardiac resynchronization therapy: The Task Force for Cardiac
Pacing and Cardiac Resynchronization Therapy of the European Society of Cardiology. Developed
in collaboration with the European Heart Rhythm Association. *Eur Heart J* 2007;28: 2256-95.

12. Proclamer A et al.
Trend of the main clinical characteristics and pacing modality in patients treated by pacemaker:
data from the Italian Pacemaker Registry for the quinquennium 2003–07
Europace 2010; 12: 202-9

13. Fein AS, Wang Y, Curtis JP et coll.
Prevalence and predictors of off-label use of cardiac resynchronization therapy in patients enrolled
in the National Cardiovascular Data Registry Implantable Cardiac-Defibrillator Registry. *J Am Coll
Cardiol* 2010;56:766-73.

14.   World Survey of Cardiac Stimulation (Chapter 1) (1973). In H. J. Th. Thalen (Ed.),
Cardiac pacing. Proceedings of the 4th International Symposium. Groningen 1973. Van Gorcum &
Comp. B.V., Assen (pp. 41–120), The Netherlands.

15. Rickards A. F.
The European registration card. *Stimulation* 1988: 6; 7–10.

16. Pavia S, Wilkoff B.
The management of surgical complications of pacemaker and implantable cardioverter-
defibrillators. *Curr Opin Cardiol.* 2001;16:66–71

17. Pakarinen S, Oikarinen L, Toivonen L.
 Short-term implantation-related complications of cardiac rhythm management device therapy: a
retrospective singlecentre 1-year survey. *Europace* 2010;12:103–8.

18. Ellenbogen KA, Hellkamp AS, Wilkoff BL, et al.
Complications arising after implantation of DDD pacemakers: the MOST experience.
Am J Cardiol 2003;92:740–1.

19. Woolf S.H.
Practice guidelines, a new reality in medicine II. Method of developing guidelines. *Arch Intern Med*
1992; 152: 946-52.

20. Epstein et al.
ACC/AHA/HRS Guidelines for Device-Based Therapy American College of Cardiology/American
Heart Association Task Force *J Am Coll Cardiol* 2008; 51: e1-e62.

21. Dreifus LS, Fisch C, Griffin JC, et al.
Guidelines for implantation of cardiac pacemakers and antiarrhythmia devices.
A report of the American College of Cardiology/American Heart Association Task Force on
Assessment of Diagnostic and Therapeutic Cardiovascular Procedures. (Committee on Pacemaker
Implantation). *Circulation* 1991;84;455-67.

22. Gregoratos G, Cheitlin MD, Conill A et al.
ACC/AHA Guidelines for implantation of cardiac Pacemaker and antiarrhythmia Devices Executive
Summary. A report of the American College of Cardiology/ American Heart Association Task Force
on Practice Guidelines (Committee on Pacemaker Implantation). *Circulation* 1998; 97:1325-35.

23. Gregoratos G, Abrams J, Epstein AE.
ACC/AHA/NASPE 2002 Guidelines Update of implantation of Pacemakers and antiarrhythmia
Devices. *Circulation*, 2002. 106: p. 2145-61.

24. Swedberg K, Cleland J, Dargie H, et al.
Guidelines for the diagnosis and treatment of chronic heart failure: executive summary (mise à jour
de 2005):The Task Force for the Diagnosis and Treatment of Chronic Heart Failure of the
European Society of Cardiology. *Eur Heart J* 2005;26:1115-40

25. 2010 Focused Update of ESC Guidelines on device therapy in heart failure
Europace 2010 12: 1526-36.

26. Steinberg JS, Martins J, Sadanandan S et al.
Antiarrhythmic drug use in the implantable defibrillator arm of the Antiarrhythmic Versus
Implantable Defibrillator (AVID) study. Am Heart J 2001; 142: 520-9.

27. Kuck KH, Cappato R, Siebels J, Ruppel R.
Randomized comparison of antiarrhythmic drug therapy with implantable defibrillators in patients
resuscitated from cardiac arrest: the Cardiac Arrest Study Hamburg (CASH). *Circulation.*2000;
102:748 -54.

28. Connolly SJ, Gent M, Roberts RS, et al.
Canadian Implantable Defibrillator Study (CIDS): a randomized trial of the implantable cardioverter
defibrillator against amiodarone. *Circulation.*2000; 101:1297 -302.

29. Connolly SJ, Hallstrom AP, Cappato R, et al;
AVID, CASH, and CIDS Investigators. Meta-analysis of the implantable cardioverter defibrillator
secondary prevention trials. *Eur Heart J* 2000; 21: 2071 -8.

30. Priori SG, Aliot E, Blomstrom-Lundqvist C, et al.
Task force on suddenc cardiac death of the european society of cardiology. *Eur Heart J* 2001 ; 22 :
1374-450.

31. Moss AJ, Zareba W, Hall WJ, et al.
Prophylactic implantation of a defibrillator in patients with myocardial infarction and reduced
ejection fraction. N Engl J Med 2002;346:877-83.

32. Moss AJ, Zareba W, Hall WJ, et al.

Prophylactic implantation of a defibrillator in patients with myocardial infarction and reduced ejection fraction. N Engl J Med 2002;346:877-83.

33. Zipes DM, Camm AJ, Borggrefe M, et al.

ACC/AHA/ESC 2006 guidelines for the management of patients with ventricular arrhythmias and the prevention of sudden cardiac death: a report of the American College of Cardiology/American Heart Association Task Force and the European Society of Cardiology Committee for Practice Guidelines (Writing Committee to develop the 2001 Guidelines for the management of patients with ventricular arrhythmias and the prevention of sudden cardiac death). *Circulation* 2006; 114 : e385-484.

34. Kadish A, Dyer A, Daubert JP, et al.

For the defibrillators in non-ischemic cardiomyopathy treatment evaluation (DEFINITE) investigators. Prophylactic defibrillator implantation in patients with nonischemic dilated cardiomyopathy. N Engl J Med 2004;350:2151-8.

35. Bristow MR, Saxon LA, Boehmer J, et al.

Cardiac-resynchronization therapy with or without an implantable defibrillator in advanced chronic heart failure. *N Engl J Med* 2004;350:2140-50.

36. Bardy G, Lee K, Mark D, Poole J, Packer D, Boineau R et al.,

Cardiac Death in Heart Failure Trial (SCD-HeFT) investigators: Amiodarone or an implantable cardioverter-defibrillator for congestive heart failure. *N Engl J Med.* 2005; 352: 225-37.

37. Bernd N, Björn M, Erdigan A, et al.

Do gender differences exist in pacemaker implantation? *Europace* 2010 ; 12 : 210-5.

H G Mond.

The world survey of cardiac pacing and cardioverter-defibrillators: Lessons learnt. *J Interv Card Electrophysiol* 2006; 17:211–14

38. Mond HG, Irwin M, Morillo C, Ector H.

The world survey of cardiac pacing and cardioverter defibrillators: calendar year 2001. *Pacing Clin Electrophysiol.* 2004;27:955-64.

39. Swedish Pacemaker Register. Annual Statistical Report 2007.

http://www.pacemakerregistret.se/icdpmr/annualReport/2007/annualReport_2007.pdf (last accessed 14 October 2009).

40. Slama R, Motté G, Leenhardt A, Sebag C.

Aide-mémoire de rythmologie, *Ed Flamm* Paris 2003 : 56-93.

41.   Collège français de stimulation cardiaque. Statistiques du fichier français. Le fichier national 2006 des patients porteurs de stimulateur cardiaque 2006. http://pacingrp.online.fr/.

42. Toff WD, Camm AJ, Skehan JD, et al.

Single-chamber versus dual-chamber pacing for high-grade atrioventricular block. *N Engl J Med.* 2005;353 :145-55.

43. Mabo P, et al.

Effets délétères de la stimulation apicaleventriculaire droite en stimulation cardiaque. *Stimucoeur* 2007 ; 35:4-10.

44. Le Tourneau T, Klug D, Lacroix D.

Mitral valve replacement for pacing-induced severe mitral regurgitation after radiofréquency ablation of the atrioventricular junction. *Heart* 1996; 76:457.

45. Prinzen FW, Paschar M.

Relation between the pacing induced sequence of activation and left ventricular pump function in animals. *Pacing Clin Electrophysiol* 2002; 25: 484-98.

46. Lamas GA, Lee K, Sweeney M, et al.

The Mode Selection Trial (MOST) in sinus node dysfonction : design, rationale, and baseline caracteristics of the first 1000 patients. *Am Heart J* 2000; 140:541-51

47. Le Heuzey JY.

Registre CeRtiTuDe www.theheart.org/article/1173459.do

48. Le Heuzey JY et al.

Le registre EVADEF: principales données. *Arch Mal Cœur* 2007; 100: 99-103.

49. Kiviniemi MS, Pirnes MA, Eranen HJK, Kettunen RVJ, Hartikainen JEK.

Complications related to permanent pacemaker therapy. *Pacing Clin Electrophysiol* 1999;22:711–20.

50. Zhan C, Baine WB, Sedrakyan A, Steiner C.

Cardiac device implantation in the united states from 1997 through 2004: a population-bsed analysis. *J Gen Intern Med* 2008;23 Suppl 1:13–9.

51. Tobin K, Stewart J, Westveer D, Frumin H.

Acute complications of permanentpacemaker implantation: their financial implication and relation to volume and operator experience. *Am J Cardiol* 2000;85:774–6.

52. Mond HG, Whitlock R.

The Australian and New Zealand Cardiac Pacing and Implantable Cardioverter-Defibrillator Survey: calendar year 2005. *Heart Lung and Circulation* 2008;17:85–9.

53. Mond HG, Whitlock R.

The Australian and New Zealand Cardiac Pacing and Implantable Cardioverter-Defibrillator Survey: calendar year 2009. *Heart Lung and Circulation* 2011;20:99–104

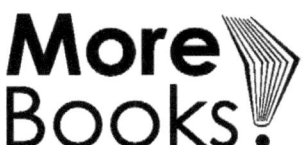
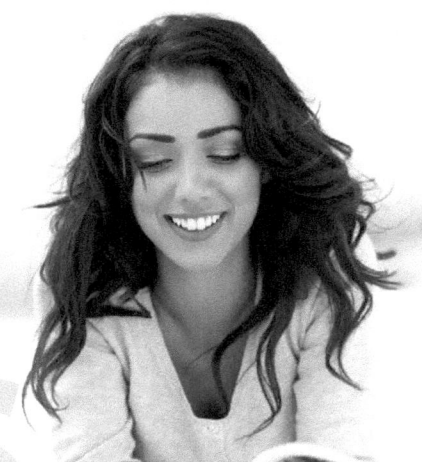
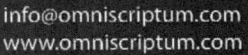
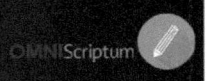